AF214641

ISBN Softcover: 978-3-384-43116-5

Titel: 100 kleine Aufmerksamkeiten -

Nicht nur für frisch verliebte

Autor: Martin Müller - Open Mind Circle

Fotos: KI generiert, dürft ihr gerne Benutzen

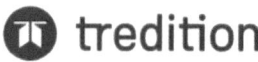

© 2024 Martin Mueller

Druck und Distribution im Auftrag des Autors:

tredition GmbH, Heinz-Beusen-Stieg 5, 22926 Ahrensburg, Germany

Diese Büchlein schenk ich dir

Weil ich dich liebe,

Inhalt

EINLEITUNG

Liebe ist mehr als große Gesten oder teure Geschenke – sie lebt von den kleinen Momenten, den leisen Worten und der Wärme, die wir einander schenken.
Es sind die winzigen Details im Alltag, die eine Beziehung lebendig und besonders machen: ein unerwartetes Lächeln, eine zarte Berührung oder eine liebevolle Geste, die zeigt, dass wir aneinander denken.

Dieser Ratgeber ist eine Schatztruhe voller Inspirationen, wie du deinem Partner im Alltag mit kleinen Aufmerksamkeiten ein Lächeln schenken kannst. Keine davon kostet viel Geld, viele nicht einmal Zeit, und doch haben sie die Macht, eure Verbindung zu vertiefen und euer Zusammensein zu bereichern.

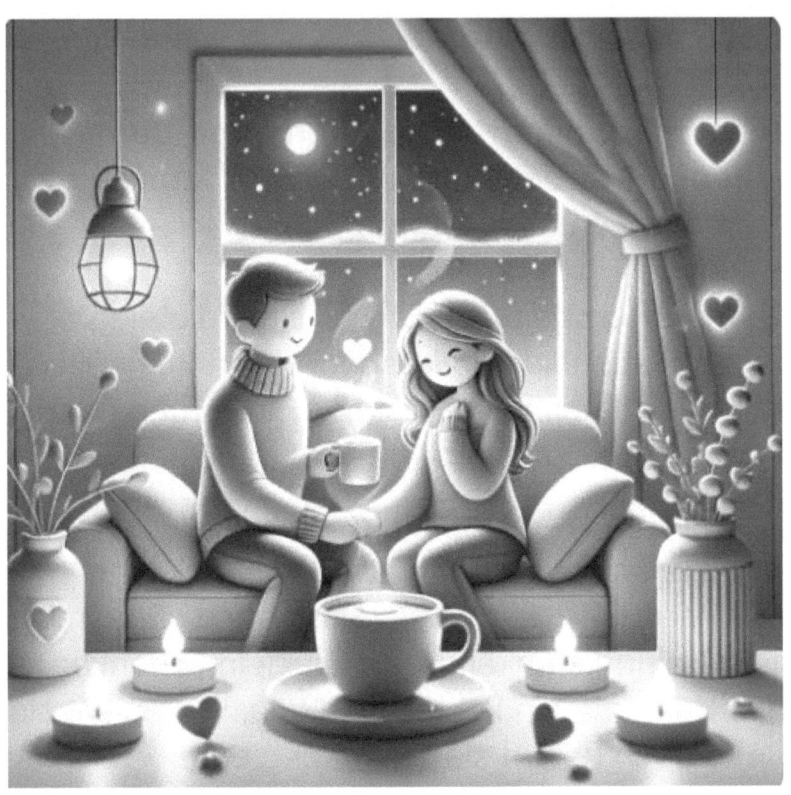

Von romantischen Liebesbotschaften über spontane Überraschungen bis hin zu kreativen Abenteuern – hier findest du 100 Ideen, die dir helfen, eure Beziehung mit neuen Impulsen zu füllen. Einige davon sind romantisch, andere körperlich, manche humorvolle und wieder andere volle Wärme.
Sie alle sind eines gemeinsam: Sie sind einfache Wege, deinem Partner zu zeigen, wie viel er dir bedeutet.

Egal, ob ihr frisch verliebt seid oder schon viele gemeinsame Jahre hinter euch habt – Liebe braucht

Pflege, und dieser Ratgeber gibt dir die Werkzeuge dafür an die Hand. Lass dich inspirieren, probiere Neues aus und entdecke, wie kraftvoll die kleinen Dinge im Leben sein können.

Und das Beste? Jede Aufmerksamkeit, die du schenkst, kommt doppelt zurück – in Form von Liebe, Lächeln und unvergesslichen Momenten.

Viel Freude beim Entdecken, Ausprobieren und Schenken!

Romantische Aufmerksamkeiten

1. Schreibe einen Liebesbrief und verstecke ihn im Alltag

Es gibt nichts Schöneres, als unerwartet liebevolle Worte zu finden. Schreibe deinem Partner einen Brief, in dem du all die Gründe aufzählst, warum du ihn liebst, und verstecke ihn an einem Ort, den er im Alltag nutzt – zum Beispiel in der Jackentasche, im Laptop-Fach oder zwischen seinen Lieblingsbüchern. Diese kleine Überraschung wird ihm den Tag verschönern.

2. Koche das Lieblingsgericht deines Partners und serviere es mit Kerzenlicht

Überraschungen müssen nicht kompliziert sein: Überrasche deinen Partner mit seinem Lieblingsgericht, gekocht mit Liebe. Schaffe eine romantische Atmosphäre mit Kerzenlicht, leiser Musik und vielleicht einer kleinen Blume als Tischdekoration. Zeige ihm, dass du an seine Vorlieben denkst.

3. Plane ein spontanes Picknick – selbst wenn es nur im Wohnzimmer stattfindet

Manchmal sind es die außergewöhnlichen Ideen, die den Alltag auflockern. Breite eine Decke im Wohnzimmer aus, packe einen Korb mit Snacks, Sandwiches und Getränken, und tu so, als wärt ihr draußen. Der kreative Twist wird euch zum Lächeln bringen.

4. Organisiere eine Sternenhimmel-Nacht, auch mit einer Decke im Garten

Ein klarer Nachthimmel bietet die perfekte Kulisse für einen romantischen Moment. Lege eine Decke in den

Garten oder auf den Balkon, packt euch warm ein, und genießt die Ruhe unter den Sternen. Für ein Extra an Romantik könnt ihr warme Getränke wie Tee oder Kakao dazu genießen.

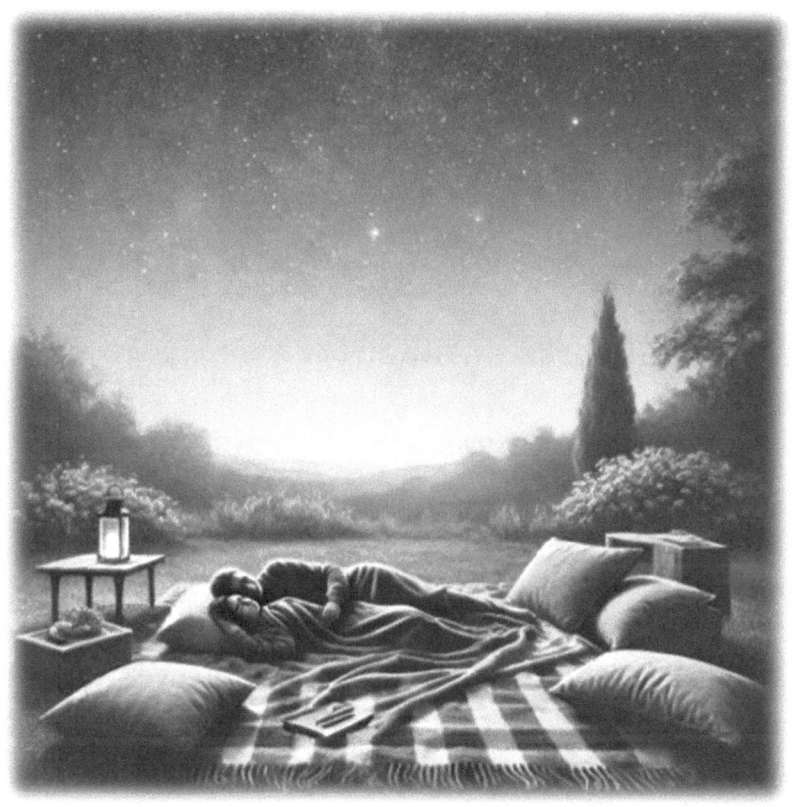

5. Bastle eine "Warum ich dich liebe"-Liste mit 10 bis 20 Punkten

Nimm dir Zeit, darüber nachzudenken, was deinen Partner so besonders macht. Schreibe 10 bis 20 Punkte auf eine Liste – sei kreativ, humorvoll und ehrlich. Du kannst sie auf schönem Papier gestalten oder digital erstellen. Überreiche sie als Überraschung, wenn dein Partner einen schlechten Tag hat, um ihm ein Lächeln zu schenken.

Körperliche Aufmerksamkeiten

1. Eine kurze Rückenmassage nach einem langen Tag

Zeige deinem Partner, dass du seine Anstrengungen wahrnimmst. Eine entspannende Rückenmassage nach einem anstrengenden Tag kann wahre Wunder wirken. Nimm dir ein paar Minuten Zeit, massiere sanft mit deinen Händen und schenke ihm das Gefühl, rundum verwöhnt zu werden.

2. Halte beim nächsten Spaziergang bewusst länger die Hand deines Partners

So simpel und doch so wirkungsvoll: Halte die Hand deines Partners während eines Spaziergangs etwas länger als sonst. Es vermittelt Nähe, Geborgenheit und zeigt ihm, dass du die gemeinsame Zeit schätzt.

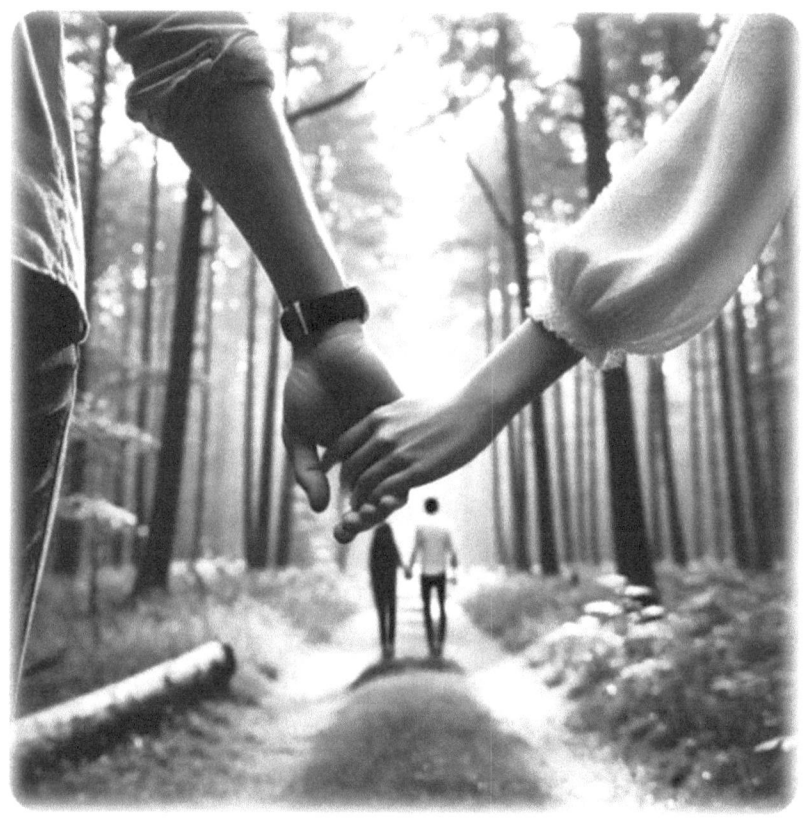

3. Gib unerwartete Küsse, z. B. auf die Stirn oder die Hand

Überraschungsküsse haben ihren ganz eigenen Charme. Ob auf die Stirn, die Wange oder die Hand – ein kleiner, liebevoller Kuss mitten im Alltag sagt mehr als tausend Worte und sorgt für einen Moment der Intimität.

4. Mach einen "Kuschelmarathon" auf der Couch

Schalte den Alltag aus, kuschelt euch unter eine Decke und verbringt einen Nachmittag oder Abend in inniger Zweisamkeit. Egal ob mit einem Film, einem Hörbuch oder einfach nur in Stille – Hauptsache, ihr genießt die Nähe zueinander.

5. Zieh dich für deinen Partner besonders sexy an – einfach nur, weil du es kannst

Eine kleine Überraschung mit großer Wirkung: Zieh etwas an, das deinem Partner besonders gut gefällt, egal ob es ein Lieblingsoutfit ist oder etwas Elegantes. Es zeigt, dass du dich für ihn Mühe gibst und macht den Moment besonders.

Kleine Gesten im Alltag

1. Schreibe eine süße Nachricht auf einen Post-it und klebe ihn an den Badezimmerspiegel

Beginne den Tag deines Partners mit einem Lächeln. Schreibe eine kurze, liebevolle Botschaft wie „Du bist mein Lieblingsmensch" oder „Viel Erfolg heute, ich glaube an dich!" auf einen Post-it und hinterlasse ihn an einem Ort, den er morgens sicher sehen wird.

2. Packe einen kleinen Snack für den Arbeitstag deines Partners ein

Überrasche ihn mit einer seiner Lieblingsleckereien – sei es ein Schokoriegel, eine kleine Tüte Nüsse oder ein Stück Kuchen. Packe es in seine Tasche oder lege es an einen Ort, den er unterwegs entdeckt. Ein kleiner Energiebooster mit Liebe verpackt.

3. Fülle den Tank oder reinige das Auto, ohne etwas zu sagen

Manchmal sind es die praktischen Dinge, die zeigen, dass man an den anderen denkt. Fülle heimlich den Tank oder räume das Auto auf – eine liebevolle Geste, die den Alltag deines Partners erleichtert.

**4. Schenke deinem Partner einen „Freifahrtschein"
für einen faulen Tag**
Gib ihm die Erlaubnis, mal einen Tag lang nichts zu
tun. Übernimm seine Pflichten, lass ihn auf der Couch
entspannen oder sein Lieblingshobby genießen – ohne
schlechtes Gewissen.

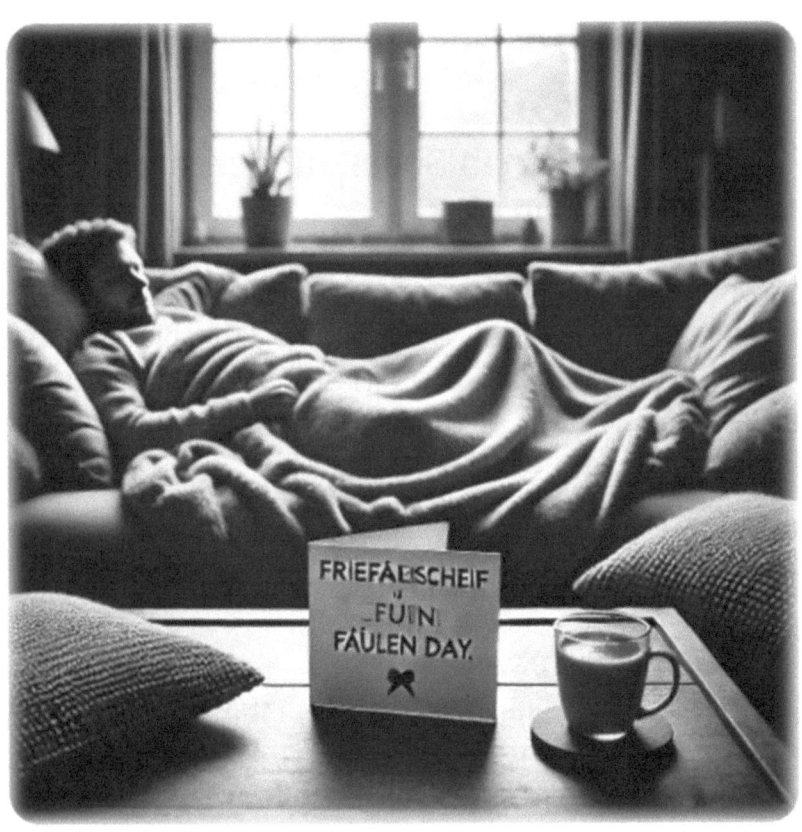

5. Lass den Lieblingsfilm oder die Lieblingsserie laufen, auch wenn sie dir nicht gefällt

Manchmal sagt Liebe einfach „Ja, ich schaue mit dir diese Serie oder diesen Film, obwohl es nicht mein Geschmack ist." Zeig deinem Partner, dass seine Interessen für dich wichtig sind, indem du dich darauf einlässt.

Kreative Ideen

1. Erstelle eine Playlist mit Songs, die eure Beziehung repräsentieren

Wähle Lieder aus, die eure gemeinsamen Momente widerspiegeln – vom ersten Date über Reisen bis hin zu lustigen oder emotionalen Momenten. Teile sie mit deinem Partner und lasst die Erinnerungen beim Hören lebendig werden.

2. Male oder zeichne etwas Persönliches, auch wenn es nur ein kleines Doodle ist

Es muss kein Kunstwerk sein – selbst eine einfache Zeichnung oder eine kleine Skizze, die an eure Beziehung erinnert, zeigt, dass du dir Mühe gemacht hast. Vielleicht ein gemeinsames Urlaubsmotiv oder eine humorvolle Karikatur von euch beiden?

3. Bastle ein Fotobuch mit euren schönsten Momenten

Sammle eure besten gemeinsamen Fotos und erstelle ein kleines Album. Ergänze es mit kurzen Notizen, Zitaten oder Insiderwitzen, die die Bilder besonders machen. Es ist ein wunderbares Geschenk, das ihr immer wieder anschauen könnt.

4. Schreibe ein Gedicht oder einen kurzen Text über deinen Partner

Lass deine Kreativität fließen und setze deine Gedanken in Worte. Egal ob romantisch, humorvoll oder tiefgründig – ein selbstgeschriebener Text ist ein einzigartiger Ausdruck deiner Gefühl.

5. Baue eine Schatzsuche mit Hinweisen in eurer Wohnung

Verstecke kleine Botschaften oder Hinweise in der Wohnung, die deinen Partner zu einem „Schatz" führen – vielleicht ein kleines Geschenk, eine süße Botschaft oder einfach nur zu dir, mit offenen Armen und einem Kuss.

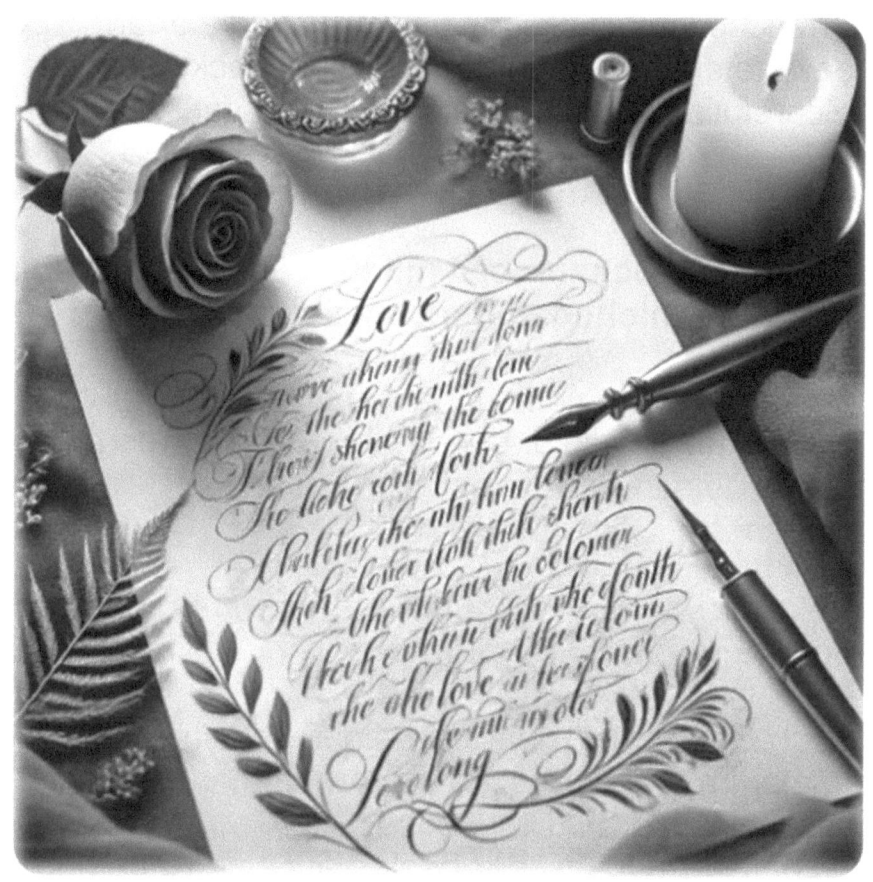

Überraschungen

1. Lass kleine Schokoladenstücke oder Bonbons an Orten zurück, wo dein Partner sie findet

Überrasche ihn mit kleinen Leckereien, die er an unerwarteten Stellen entdeckt – in der Jackentasche, im Schreibtisch oder auf seinem Kopfkissen.

2. Bereite ein Schaumbad mit Kerzen vor, während dein Partner nicht damit rechnet

Entspannende Momente sind manchmal die größte Überraschung. Fülle die Badewanne, stelle Kerzen auf und lade deinen Partner ein, sich einfach zu entspannen.

3. Dekoriere einen Raum mit Luftballons und einer kleinen Botschaft

Egal ob Geburtstag, Jahrestag oder einfach ein normaler Tag – überrasche deinen Partner mit einer liebevoll dekorierten Umgebung. Schreibe eine Botschaft wie „Du bist der Beste!" auf eine Karte und füge sie hinzu.

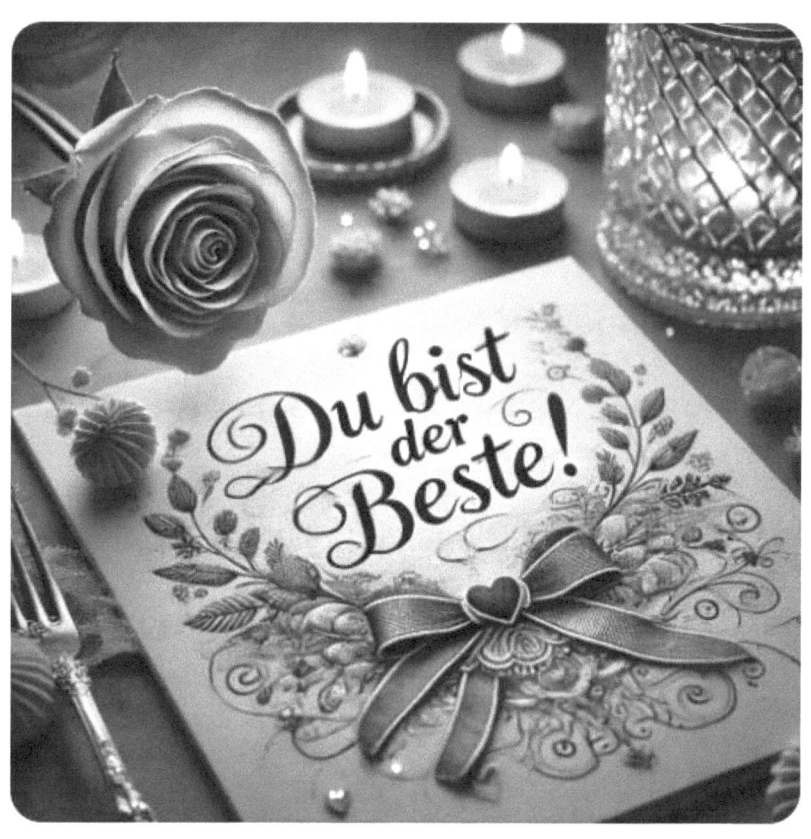

4. Verstecke eine kleine Überraschung (z. B. Lieblingssüßigkeit) in der Jackentasche

Kleine Aufmerksamkeiten im Alltag zeigen, dass du an ihn denkst. Eine versteckte Süßigkeit oder ein Zettel mit einem „Ich liebe dich" bringt ein Lächeln in seinen Tag.

5. Schicke ihm mitten am Tag eine süße Nachricht per WhatsApp

Eine Nachricht wie „Ich denke an dich" oder „Freue mich schon auf heute Abend" sorgt für gute Laune und lässt deinen Partner wissen, dass er dir wichtig ist.

Wertschätzungen

1. Schreibe auf, was du an deinem Partner am meisten bewunderst

Nimm dir Zeit, all die Dinge zu notieren, die du an ihm besonders findest – von kleinen Marotten bis zu großen Charakterzügen. Überreiche ihm die Liste als Zeichen deiner Wertschätzung.

2. Erinnere ihn an einen lustigen oder besonderen Moment, den ihr zusammen hattet

„Weißt du noch, als wir...?" Solche Erinnerungen zaubern ein Lächeln und zeigen, dass du eure gemeinsamen Erlebnisse schätzt.

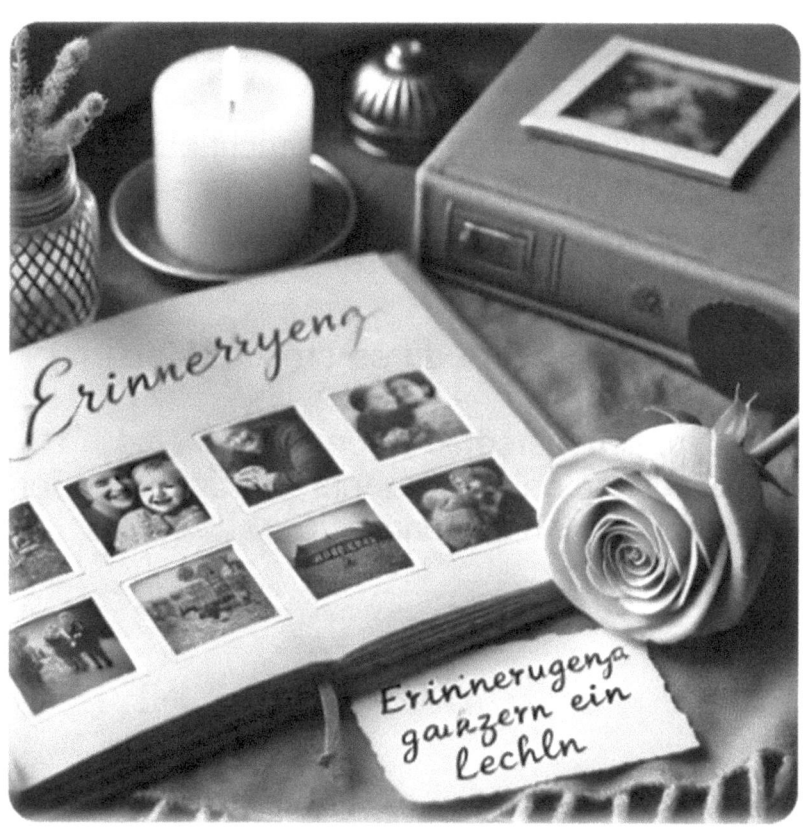

3. Sag ihm unerwartet, wie schön er heute aussieht

Manchmal reicht ein spontanes Kompliment, um den Tag deines Partners zu verschönern. „Du siehst toll aus" wirkt immer.

4. Bedanke dich für eine Kleinigkeit, die er immer für dich tut

Ob er den Müll rausbringt, Kaffee macht oder sich an etwas erinnert, was dir wichtig ist – sage bewusst Danke. Diese Anerkennung tut gut.

5. Teile ihm mit, warum du so stolz auf ihn bist

Egal ob beruflich, persönlich oder wegen einer Kleinigkeit – sage deinem Partner, warum er großartig ist und warum du ihn bewunderst.

Spaßige Ideen

1. Veranstaltet einen Karaoke-Abend nur für euch beide

Stellt eure Lieblingssongs ein, singt laut und habt Spaß. Es geht nicht um Perfektion, sondern um die gemeinsame Zeit.

2. Spiele ein lustiges Quiz über eure Beziehung – wer weiß mehr?

Erstelle Fragen über eure gemeinsamen Erlebnisse oder Eigenheiten des anderen. Der Gewinner bekommt einen kleinen Preis – oder einen Kuss.

3. Zeichne lustige Porträts voneinander (je schlechter, desto besser!)

Nehmt euch Stift und Papier und versucht, euch gegenseitig zu zeichnen. Der Humor ist garantiert, wenn die Ergebnisse nicht perfekt sind.

4. Macht einen Tanzabend, auch wenn es nur in eurem Wohnzimmer ist

Schalte Musik ein, legt los und habt Spaß. Es muss kein perfekter Tanz sein – einfach die Bewegung genießen!

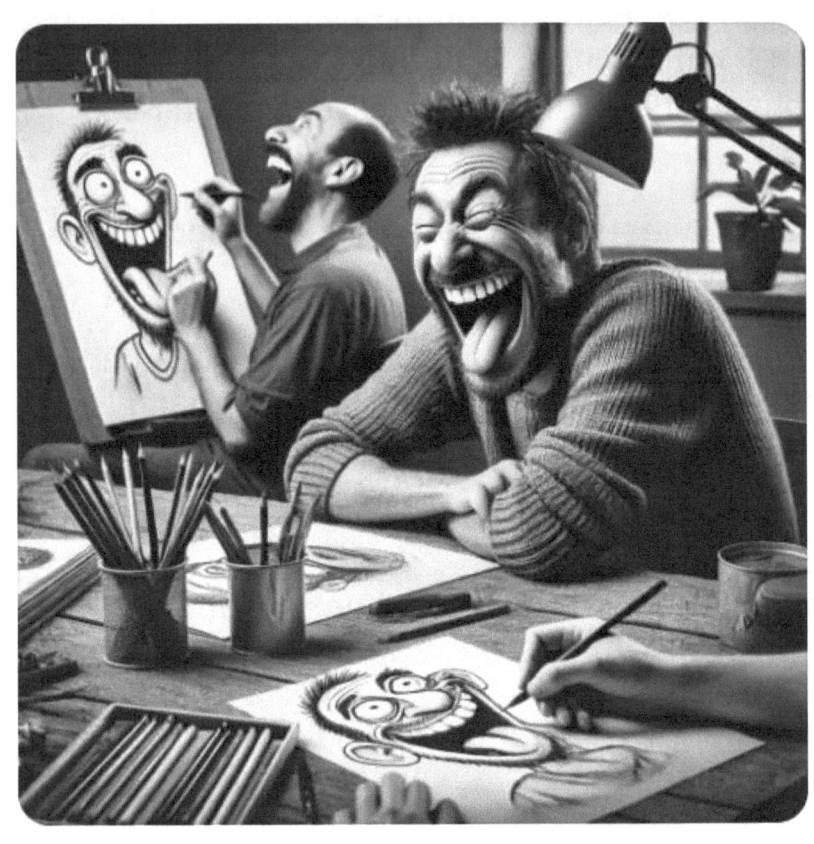

5. Erzähle ihm absichtlich schlechte Witze, um ihn zum Lachen zu bringen

Manchmal sind die simpelsten Dinge die lustigsten. Bringe ihn mit absichtlich albernen Witzen zum Lachen.

Kulinarische Zuwendungen

1. Backe Kekse und lasse deinen Partner den Teig probieren

Backen macht Spaß – und Teig naschen ist fast noch besser. Lade ihn ein, mitzumachen oder die ersten warmen Kekse zu probieren.

2. Bereite ein Frühstück mit allem, was er liebt, und überrasche ihn im Bett

Ein Frühstück im Bett ist eine der liebevollsten Gesten. Bereite es mit seiner Lieblingsmarmelade, frisch gepresstem Saft und einem Kaffee oder Tee zu.

3. Schneide Obst in Herzform und serviere es als Snack

Ein kleines, süßes Detail, das Liebe zeigt – perfekt für einen frischen, gesunden Moment zu zweit.

4. Überrasche ihn mit einer selbstgemachten heißen Schokolade an kalten Tagen

Verwöhne ihn mit einer cremigen, selbstgemachten

heißen Schokolade und garniere sie mit Marshmallows oder Sahne.

5. Lade deinen Partner auf ein spontanes „Restaurant-Date" bei euch zu Hause ein

Verwandle euer Zuhause in ein Restaurant – mit Kerzen, Servietten und einem selbstgekochten Menü. Sei kreativ bei der Gestaltung des Abends.

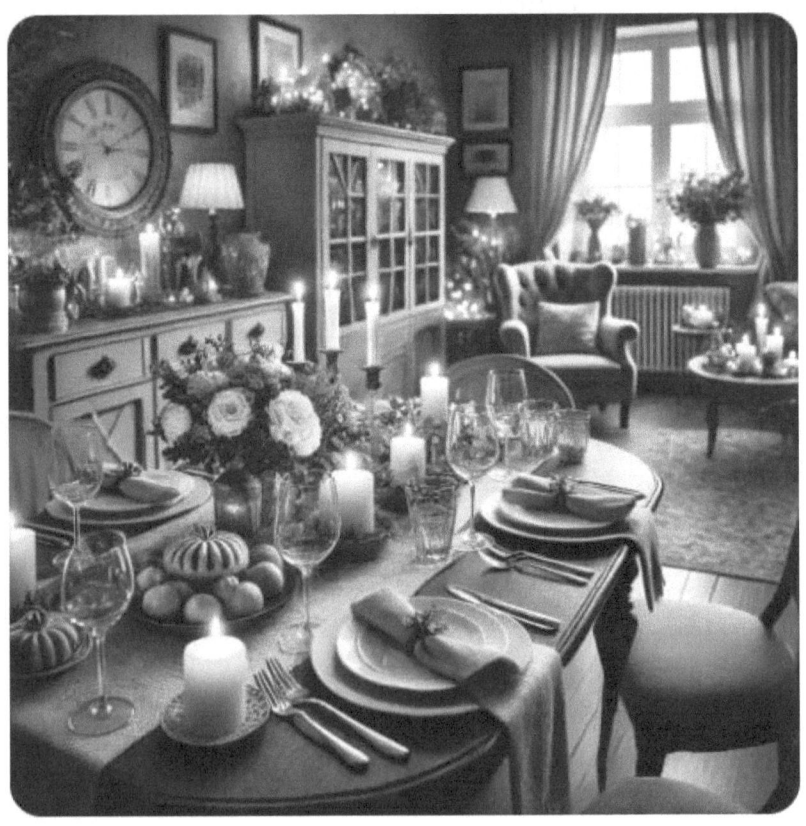

Zeitgeschenke

1. Plane einen Abend ohne Smartphone und nur für euch beide

Legt die Handys beiseite und konzentriert euch ganz aufeinander. Ob ihr redet, Spiele spielt oder einfach nur zusammen entspannt – diese ungestörte Zeit schafft besondere Momente.

2. Lies deinem Partner ein Kapitel aus seinem Lieblingsbuch vor

Eine ruhige und intime Geste: Lies deinem Partner eine Passage aus seinem Lieblingsbuch oder einem Roman vor, der ihm gefällt. Es schafft Nähe und eine entspannende Atmosphäre.

3. Gehe mit ihm spazieren, ohne Ziel, nur um Zeit miteinander zu verbringen

Ein Spaziergang ohne Plan gibt euch die Möglichkeit, in Ruhe zu reden oder einfach die Stille zu genießen. Es geht nicht darum, irgendwo anzukommen, sondern darum, Zeit miteinander zu verbringen.

4. Mache einen Morgenkaffee und bring ihn ans Bett

Starte den Tag mit einer liebevollen Geste. Ein frisch zubereiteter Kaffee oder Tee ans Bett zeigt deinem Partner, dass du an ihn denkst.

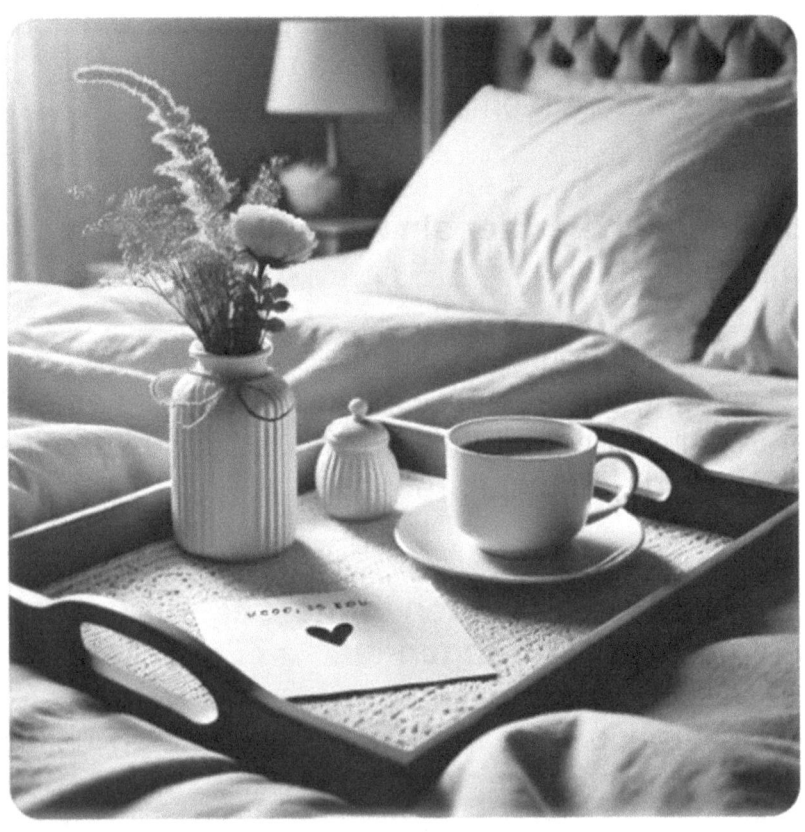

5. Übernimm für einen Tag alle Aufgaben deines Partners, damit er entspannen kann

Schenke deinem Partner einen freien Tag, indem du alle anfallenden Aufgaben übernimmst. Ob Haushalt, Besorgungen oder andere Verpflichtungen – diese Unterstützung gibt ihm Raum, sich zu erholen.

Intime Momente

1. Bereite eine entspannende Fußmassage vor

Eine Fußmassage ist nicht nur entspannend, sondern auch eine besonders intime Geste. Schaffe eine ruhige Atmosphäre mit sanftem Licht und eventuell etwas duftendem Massageöl – dein Partner wird es lieben.

2. Plane einen romantischen Abend mit Kerzen, Musik und Zeit nur für euch

Kreiere eine Oase der Zweisamkeit: Dämpfe das Licht, zünde Kerzen an, lege leise Musik auf und genieße einfach die Nähe zueinander. Es muss nichts Großes sein – nur ihr beide zählt.

3. Überrasche ihn mit einem kleinen Zettel: „Kuss später einlösbar."

Schreibe eine liebevolle Notiz mit einer süßen Aufforderung, wie „Dieser Zettel ist ein Gutschein für einen leidenschaftlichen Kuss." Platziere sie an einem unerwarteten Ort – die Vorfreude macht den Moment noch besonderer.

4. Spiele mit Berührungen, während ihr nebeneinander sitzt

Ob es eine sanfte Berührung am Arm, das Streicheln der Haare oder ein zärtliches Halten der Hand ist – diese kleinen Gesten der Nähe machen jeden Moment intimer.

5. Ziehe ein besonderes Kleidungsstück an, das er an dir liebt

Ob ein Lieblingskleid, ein elegantes Outfit oder etwas, das besonders sexy ist – zieh dich für deinen Partner bewusst schick an. Es zeigt, dass du dir Mühe gibst, ihn zu beeindrucken.

6. Tanze langsam und eng mit deinem Partner, auch ohne Musik

Ein spontaner, langsamer Tanz – egal, ob Musik läuft oder nicht – schafft eine romantische und intime Verbindung. Halte ihn fest und lasst euch einfach auf den Moment ein.

7. Schaue deinem Partner tief in die Augen und sag ihm, was du fühlst

Nimm dir einen ruhigen Moment, schaue ihm direkt in die Augen und sage ihm, was er dir bedeutet. Diese einfache Geste schafft eine tiefe Verbindung.

8. Legt euch zusammen unter eine Decke und erzählt euch eure Wünsche

Kuschelt euch gemütlich ein und teilt persönliche Wünsche, Träume oder Gedanken miteinander. Diese intime Offenheit stärkt eure Beziehung.

9. Schreibe deinem Partner eine Nachricht, die nur für seine Augen bestimmt ist

Eine süße oder leidenschaftliche Nachricht, die du ihm per SMS, WhatsApp oder als Zettel hinterlässt, sorgt für einen besonderen Moment und zeigt ihm, dass du an ihn denkst.

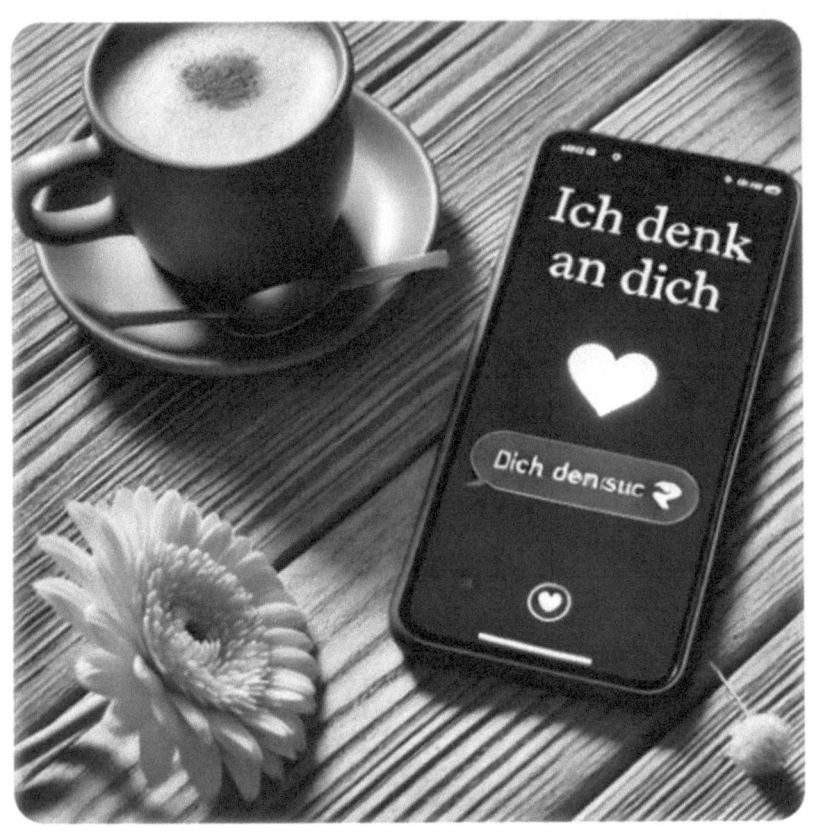

10. Küsse ihn spontan, ohne Anlass, einfach weil du es möchtest

Ein unerwarteter, leidenschaftlicher Kuss – mitten im Alltag – schafft Intimität und zeigt deinem Partner, wie wichtig er dir

Hier noch ein paar Liebesbotschaften für verschiedene Anlässe

1. Für den Alltag

- „Jeder Tag mit dir fühlt sich an wie ein kleines Abenteuer. Danke, dass du meine Welt schöner machst."
- „Du bist nicht nur meine bessere Hälfte, sondern mein ganzes Herz."
- „Weißt du, was das Beste an meinem Tag ist? Du."
- „Du bist der Grund, warum ich jeden Morgen mit einem Lächeln aufwache."
- „Mit dir ist das Leben immer ein bisschen heller und wärmer."

---

2. Für spontane Momente

- „Halt kurz inne und lächle – denn jemand hier liebt dich bis zum Mond und zurück!"
- „Wenn du mich ansiehst, spüre ich Schmetterlinge im Bauch – auch nach all der Zeit."
- „Nur damit du es weißt: Ich finde dich unglaublich – heute, morgen und immer."
- „Wenn ich an dich denke, fühlt es sich an, als hätte ich die Welt im Arm."

- „Wusstest du, dass dein Lächeln mein Lieblingslied ist?"

---

3. Für romantische Gesten

- „Meine Lieblingsstelle auf der Welt ist direkt neben dir."
- „Du bist mein Lieblingskapitel in der Geschichte meines Lebens."
- „Wenn Liebe eine Sprache ist, dann sprichst du sie perfekt."
- „Du bist der Stern in meiner Nacht, der Sonnenschein an meinem Morgen und der Herzschlag in meinem Leben."
- „Ich liebe dich nicht nur, weil du du bist, sondern auch, weil ich mit dir ich selbst sein kann."

---

4. Für besondere Überraschungen

- „Ich habe heute nur an dich gedacht... und ich liebe den Gedanken daran."
- „In einer Welt voller Menschen bist du für mich der Einzige, der zählt."
- „Deine Liebe ist wie Magie – sie macht alles schöner, als es je war."
- „Wenn du wüsstest, wie oft du meine Gedanken eroberst, würdest du nie gehen wollen."

- „Mit dir an meiner Seite fühlt sich selbst ein Regentag wie Sonnenschein an."

5. Für ruhige, intime Momente

- „In deinen Armen finde ich mein Zuhause."
- „Dein Herz ist mein Lieblingsort, und dort will ich für immer bleiben."
- „Wenn du mich ansiehst, fühlt es sich an, als würde die Zeit stillstehen."
- „Jedes Mal, wenn du meine Hand hältst, hältst du auch mein Herz fest."
- „Du bist der Frieden in meinem Chaos, mein Licht in der Dunkelheit."

6. Für einen motivierenden Start in den Tag

- „Hey, Weltklasse-Mensch! Heute wird großartig, denn du bist ein Teil davon."
- „Egal, was heute kommt – ich glaube an dich, und du wirst es rocken!"
- „Vergiss nie: Für mich bist du der größte Schatz der Welt."
- „Heute ist ein guter Tag, um zu strahlen – so wie du es immer tust."
- „Nur ein kleiner Reminder: Du bist unglaublich und ich bin so stolz auf dich."

7. Für gemeinsame Abenteuer

- „Jeder Moment mit dir fühlt sich an wie eine neue, spannende Reise."
- „Mit dir entdecke ich nicht nur die Welt, sondern auch mich selbst neu."
- „Unsere gemeinsame Zeit ist wie ein Schatz – unbezahlbar und unvergesslich."
- „Lass uns heute etwas Neues erleben, denn mit dir wird alles ein Abenteuer."
- „In deinem Lachen steckt mehr Magie als in jedem Sonnenuntergang, den wir je sehen könnten."

8. Für ein bisschen Humor

- „Du bist wie ein Kaffee für mein Herz – stark, warm und absolut unverzichtbar."
- „Ich liebe dich mehr als Pizza. Und das will was heißen."
- „Bist du ein Dieb? Weil du mein Herz gestohlen hast!"
- „Wenn ich einen Wunsch frei hätte, würde ich dich doppelt haben. Ach was, dreifach!"
- „Du bist der Grund, warum ich die Fernbedienung gern abgebe... manchmal."

9. Für stille Liebeserklärungen

- „Du bist die schönste Zeile in meiner Lebensgeschichte."
- „Dein Lachen ist die Melodie, die mein Herz zum Tanzen bringt."
- „Ich brauche keine Worte, um zu sagen, dass ich dich liebe – es genügt, dass ich hier bin."
- „Egal, wo wir sind, solange ich bei dir bin, bin ich glücklich."
- „Du bist nicht perfekt – du bist besser, denn du bist echt."

---

10. Für einen romantischen Abschluss des Tages

- „Danke, dass du mein Tagtraum und mein Gute-Nacht-Gedanke bist."
- „Schlaf gut, mein Herz. Ich freue mich schon auf morgen mit dir."
- „Die Sterne am Himmel sind schön, aber keiner von ihnen funkelt so wie du."
- „Wenn ich einschlafe, denke ich an dich. Und wenn ich aufwache, bin ich glücklich, weil du da bist."
- „Schließ die Augen und träume süß – ich liebe dich jetzt, morgen und für immer."

Kreative Liebesbotschaften mit besonderen Twists

1. Für Technik-Liebhaber

- „Wenn mein Herz eine App wäre, wärst du der einzige Nutzer mit VIP-Zugang."
- „Du bist mein WLAN-Signal – ohne dich fühlt sich alles offline an."
- „Mein Akku hält viel länger, wenn du in meiner Nähe bist."
- „Du bist der Algorithmus, der meinem Chaos Struktur gibt."
- „Selbst mit dem besten Passwortschutz kann ich dich nicht aus meinem Herzen löschen."

---

2. Für Film- oder Serienfans

- „Mit dir fühlt sich mein Leben wie ein romantisches Happy End an."
- „Du bist wie die Hauptfigur in meinem Lieblingsfilm – einfach unersetzlich."
- „Wenn unsere Liebe ein Film wäre, wäre sie ein Kassenschlager."
- „Wir sind wie Ross und Rachel – nur mit weniger Drama!"
- „Du bist das Marvel in meinem Universum."

3. Für Naturfreunde

- „Wenn du ein Baum wärst, würde ich jeden Tag meine Wurzeln um dich schlingen."
- „Unsere Liebe ist wie ein Fluss – manchmal ruhig, manchmal wild, aber immer in Bewegung."
- „Du bist der Regen in meiner Wüste, der mich zum Blühen bringt."
- „Du bist der Sonnenaufgang nach meinen dunkelsten Nächten."
- „Mit dir fühlt sich selbst ein Spaziergang im Regen wie Sonnenschein an."

4. Für Bücherwürmer

- „Du bist das Lieblingskapitel in meinem Lebensroman."
- „Unsere Liebe ist wie ein Bestseller – und wir schreiben ihn jeden Tag weiter."
- „Mit dir entdecke ich die schönsten Geschichten, Seite für Seite."
- „Du bist der Cliffhanger, auf den ich mich jeden Abend freue."
- „Wenn du ein Buch wärst, könnte ich dich nie aus der Hand legen."

5. Für Kulinarik-Liebhaber

- „Du bist die geheime Zutat, die mein Leben so wunderbar macht."
- „Du bist wie Schokolade – süß, unwiderstehlich und macht süchtig."
- „Mit dir ist jeder Tag wie ein perfekt gewürztes Gericht – voller Geschmack."
- „Wenn unsere Liebe ein Rezept wäre, würde es nur Glücklichmacher enthalten."
- „Du bist der Zucker in meinem Kaffee und die Sahne auf meinem Kuchen."

---

6. Für Reisefans

- „Du bist mein Kompass – ohne dich wüsste ich nicht, wohin ich gehen soll."
- „Egal, wohin wir reisen – du bist immer mein Zuhause."
- „Unsere Liebe ist wie ein Roadtrip: mal holprig, mal glatt, aber immer aufregend."
- „Mit dir entdecke ich nicht nur die Welt, sondern auch neue Seiten an mir selbst."
- „Du bist mein Ticket ins Glück – und ich habe es für immer in der Tasche."

---

7. Für Gamer

- „Du bist mein Endboss – und ich habe dich mit Liebe besiegt."
- „In meinem Spiel des Lebens bist du der Bonus-Level, den ich nie genug spielen kann."
- „Du bist der Respawn, den ich brauche, wenn der Tag schwierig war."
- „Unsere Liebe ist wie ein Koop-Modus – gemeinsam sind wir unschlagbar."
- „Mit dir würde ich jedes Spiel durchspielen, selbst auf dem höchsten Schwierigkeitsgrad."

8. Für Musiker und Musikliebhaber

- „Du bist die Melodie, die mein Herz zum Singen bringt."
- „Wenn unsere Liebe ein Song wäre, wäre sie ein Ohrwurm für die Ewigkeit."
- „Mit dir ist das Leben eine Playlist voller Lieblingshits."
- „Du bist der Rhythmus, der mein Herz tanzen lässt."
- „Jede Note unseres Lebens klingt schöner, weil du sie mit mir spielst."

9. Für Tierliebhaber

- „Du bist wie ein treuer Hund – immer an meiner Seite, egal was passiert."

- „Mit dir fühlt sich das Leben so warm und kuschelig an wie das Schnurren einer Katze."
- „Wenn du ein Vogel wärst, würde ich mein Leben lang fliegen lernen, um bei dir zu sein."
- „Unsere Liebe ist wie ein Schwarm Schmetterlinge – leicht, frei und wunderschön."
- „Du bist das Einhorn in meiner Welt – einzigartig und magisch."

---

10. Für Träumer und Nachtschwärmer

- „Du bist der Stern, der meine Nächte erhellt."
- „Mit dir fühlt sich jede Nacht an wie ein Traum, aus dem ich nie erwachen möchte."
- „Wenn ich in den Himmel sehe, sehe ich tausend Sterne – aber keinen ist so schön wie du."
- „Du bist der Mond in meiner Nacht – sanft, stark und immer da."
- „Unsere Liebe ist wie die Sterne – endlos, leuchtend und voller Magie."

Abschließende Worte

Liebe lebt von den kleinen Momenten, den alltäglichen Gesten und der Bereitschaft, sich immer wieder neu für den anderen zu entscheiden.
Dieser Ratgeber ist nicht nur eine Sammlung von Ideen, sondern eine Einladung, Liebe aktiv zu gestalten – mit Kreativität, Humor, und vor allem mit Herz.

Es geht nicht darum, perfekt zu sein oder immer das Richtige zu tun. Es geht darum, deinem Partner zu zeigen, dass du an ihn denkst, dass er dir wichtig ist und dass du eure Beziehung wertschätzt.
Die kleinen Aufmerksamkeiten, die du schenkst, sind wie Samen, die eure Liebe wachsen und gedeihen lassen.

Nimm dir Zeit, probiere aus, was zu euch passt, und entdecke, wie viel Freude es bereitet, deinem Partner ein Lächeln ins Gesicht zu zaubern.
Denn am Ende sind es genau diese scheinbar unscheinbaren Gesten, die große Gefühle auslösen und eine tiefe Verbindung schaffen.

Vergiss nie: Liebe ist nicht etwas, das einfach passiert – sie ist etwas, das wir jeden Tag aufs Neue erschaffen können.
Mit jedem liebevollen Moment, den du deinem Partner schenkst, stärkst du eure Bindung und zeigst, dass du

dich für ihn entschieden hast – heute, morgen und immer.

Viel Freude beim Lieben, Geben und Beschenken!

Herzlichst

Martin Müller

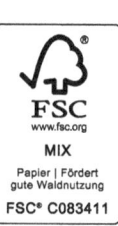

Zeitfracht Medien GmbH
Ferdinand-Jühlke-Straße 7
99095 Erfurt, Deutschland
produktsicherheit@kolibri360.de